《脊柱伤病**1000**个为什么》丛书 ｜ 总主编　韦以宗

第七分册

胸背痛

30 个为什么

主编　张　琥　赵　帅

中国中医药出版社
· 北 京 ·

图书在版编目（CIP）数据

胸背痛 30 个为什么 / 张琥，赵帅主编 . —北京：
中国中医药出版社，2019.6
（脊柱伤病 1000 个为什么）
ISBN 978 – 7 – 5132 – 5487 – 8

Ⅰ . ①胸⋯　Ⅱ . ①张⋯ ②赵⋯　Ⅲ . ①胸椎 – 脊柱
病 – 防治 – 问题解答②背痛 – 防治 – 问题解答　Ⅳ .
① R681.5–44

中国版本图书馆 CIP 数据核字（2019）第 040582 号

中国中医药出版社出版

北京经济技术开发区科创十三街 31 号院二区 8 号楼
邮政编码　100176
传真　010-64405750
廊坊市晶艺印务有限公司印刷
各地新华书店经销

开本 880×1230　1/32　印张 1.75　字数 28 千字
2019 年 6 月第 1 版　　2019 年 6 月第 1 次印刷
书号　ISBN 978 – 7 – 5132 – 5487 – 8

定价　20.00 元
网址　www.cptcm.com

社 长 热 线　010-64405720
购 书 热 线　010-89535836
维 权 打 假　010-64405753

微信服务号　zgzyycbs
微商城网址　https://kdt.im/LIdUGr
官 方 微 博　http://e.weibo.com/cptcm
天猫旗舰店网址　https://zgzyycbs.tmall.com

如有印装质量问题请与本社出版部联系（010-64405510）

《脊柱伤病1000个为什么》丛书
编委会

第七分册
《胸背痛30个为什么》
编委会

总 主 编　韦以宗

主　　编　张　琥　赵　帅

副 主 编　江　涛　陈　平　苏国义　许鸿智

编　　委　（按姓氏笔画排序）

　　　　　刘万豪　严旭培　陈树东　侯　宇

绘　　图　蒋振友

《脊柱伤病 1000 个为什么》是一套科普作品，向大众普及人体脊柱解剖结构、运动功能、运动力学知识及常见脊柱伤病的病因病理和诊断治疗、功能锻炼、预防养生的基本知识，共 15 分册，即《脊柱解剖名词 120 个为什么》《脊柱运动与运动力学 100 个为什么》《脊椎错位是百病之源 70 个为什么》《脊椎骨折 80 个为什么》《颈椎病 86 个为什么》《椎间盘突出 84 个为什么》《胸背痛 30 个为什么》《青少年脊柱侧弯 64 个为什么》《腰椎管狭窄症 54 个为什么》《腰椎滑脱 48 个为什么》《下腰痛 30 个为什么》《青年妇女腰胯痛 30 个为什么》《脊椎骨质疏松 54 个为什么》《脊柱保健练功 100 个为什么》《脊柱食疗保健 50 个为什么》。

2016 年 10 月 25 日，中共中央国务院发布《健康中国 2030 规划纲要》指出："大力发展中医非药物疗法，使其在常见病、多发病和慢性病防治中发挥独特作用。""到 2030 年，中医药在治未病中的主导作用……得到充分发挥。"①

新版《中华人民共和国职业大典》新增的专业——中医整脊科，正是以"调曲复位为主要技术"的非药物疗法。该学科对人类脊柱运动力学的研究，揭示的脊柱后天自然系统，将在防治脊柱常见病、多发病和慢性病以及治未病中起到独特作用和主导作用。

一、脊柱与健康

当前，颈腰病已严重威胁人类的健康，世界卫生组织已将颈椎病列为十大危害人类健康之首。据有关资料表明，颈腰病年发病率占 30%。在老年人疾病中，颈腰病占 43%，并波及青少年。据调查，有 18.8% 的青少年颈椎生理曲度消失、活动功能障碍。

脊柱可以说是人体生命中枢之一，它包括了人体两大系统，即骨骼系统的中轴支架和脊髓神经系统。除外自身疾病，人体的器官（除大脑之外）几乎都受脊髓神经系统的支配。所以，美国脊骨神经医学会研究证明，人体有 108 种疾病是脊椎错位继发。

---

① 《中国中医药报》2017 年 8 月 7 日发表的"中医整脊学：人类脊柱研究对健康的独特作用"。

当今，危及人类生命的肿瘤与癌症，一般多认为是免疫功能障碍所致。中医学将人类的免疫功能称为"阳气"，"阳气者，若天与日，失其所，则折寿而不彰"（《素问·生气通天论》）。而位于脊柱的督脉总督阳经，是"阳脉之海"（《十四经发挥》）。可见，脊柱损伤，不仅自身病变，而且骨关节错位，导致脊神经紊乱而诱发诸多疾病。脊椎移位，督脉受阻，阳气不彰（免疫功能下降），可导致危及生命的病症。因此，脊柱的健康也是人体的健康。

二、中医整脊学对人类脊柱的研究

中医对人体生命健康的认知，是"道法自然""天人合一"的，对脊柱的认识是整体的、系统的、动态的。伟大的科学家钱学森说过："系统的理论是现代科学理论里一个非常主要的部分，是现代科学的一个重要组成部分。而中医理论又恰恰与系统论完全融合在一起。"系统论的核心思想是整体观念。钱学森所指的中医系统论，不仅仅局限在人体的系统论，更重要的是天人合一的自然整体观。

系统在空间、时间、功能、结构过程中，没有外界特定干预，这个系统是"自然组织系统"，又称"自组织系统"。人体生命科学的基本概念是"稳定的联系构成系统的结构，保障系统的有序性"。美国生理学家 Cannon 称为生命的稳态系统，即人体是处在不断变化的外环境中，机体为了保证细胞代谢的正常进行，必须要求机体内部有一个相对稳定的内环境。人类脊柱稳态整体观，表现在遗传基因决定的脊柱骨关节系统、脊髓脊神经系统和附着在脊柱的肌肉韧带系统的有序性。

我们将遗传基因决定形成的系统，称为"脊柱先天自然系统"，即"先天之炁"。如果说，脊柱先天自然系统是四足哺乳动物共同特征的话，中医整脊学对人类脊柱的研究，则揭示了人类特有的"脊柱后天自然系统"，即"后天之气"。

中医整脊学研究证明，人类新生儿脊柱与四足哺乳动物脊柱是一个样的，即没有颈椎和腰椎向前的弯曲。当儿童 6 个多月坐立后，出现腰椎向前的弯曲（以下简称"腰曲"）；当 1 周岁左右站立行走后，颈椎向前的弯曲（以下简称"颈曲"）形成。颈曲和腰曲形成至发育成熟，使人类的脊柱矢状面具备 4 个弯曲——颈曲、胸曲、腰曲和骶曲。这四个弯曲决定了附着脊柱的肌肉韧带的序列，椎管的宽度，脊神经的走向，脊柱的运动功能，乃至脏腑的位置，这是解剖生理的基础。特别是腰曲和颈曲，是人类站立行走后功能决定形态的后天脊柱自然系统组成部分。中医整脊学称之为"椎曲论"，即颈腰椎曲是解剖生理的基础、病因病理的表现、诊断的依据、治疗的目标和疗效评定的标准，是中医整脊科的核心理论之一。

中医整脊学对人类脊柱研究发现另一个后天自然系统，是脊柱四维弯曲体圆运动规律。人类站立在地球上，脊柱无论从冠状面或矢状面都有一中轴线——圆心线。颈椎前有左右各一的斜角肌，后有左右各一的肩胛提肌和斜方肌；腰椎前有左右各一的腰大肌，后有左右各一的竖脊肌。这四维肌肉力量维持脊柱圆运动，维持系统的整体稳态。

由于系统是关联性、有序性和整体性的，对于脊柱整体而言，腰椎是结构力学、运动力学的基础。腰椎一旦侧弯，下段胸椎反向侧弯，上段胸椎又转向侧弯，颈椎也反侧弯；同样，腰曲消失，颈曲也变小，如此维持中轴平衡。

中医整脊学研究人类脊柱发现的脊柱后天自然系统，还表现在脊柱圆筒枢纽的运动力学，以及脊柱轮廓平行四边形平衡理论上。脊柱的运动是肌肉带动头颅、胸廓和骨盆三大圆筒，通过四个枢纽关节带动椎体小圆筒产生运动的。脊柱轮廓矢状面构成一个平行四边形几何图像，从而维持其系统结构的关联性、有序性和整体性。

三、疾病防治的独特作用和主导作用

脊柱疾病的发生，就是脊柱系统整体稳态性紊乱。整体稳态性来源于生命系统的协同性，包括各层次稳态性之间的协同作用。脊柱先天性自然系统的稳态失衡，来源于后天自然系统各层次稳态性协同作用的紊乱。根据系统整体稳态的规律，我们发掘整理中医传统的非药物疗法的正脊骨牵引调曲技术，并通过科学研究，使之规范化，成为中医整脊独特技术。以此非药物疗法为主要技术的中医整脊学，遵循所创立的"理筋、调曲、练功"三大治疗原则，"正脊调曲、针灸推拿、内外用药、功能锻炼"四大疗法，以及"医患合作、筋骨并重、动静结合、内外兼治、上病下治、下病上治、腰痛治腹、腹病治脊"八项措施的非药物疗法为主的中医整脊治疗学。调曲复位就是改善或恢复脊柱的解剖生理关系，达到对位、对线、对轴的目的。

根据脊柱后天自然系统——脊柱运动力学理论指导形成的中医整脊治疗学，成为脊柱常见病、多发病和慢性病共25种疾病的常规疗法，编进《中医整脊常见病诊疗指南》。更重要的是，中医整脊非药物疗法为主的治疗技术，遵循系统工程的基本定律，即"系统性能功效不守恒定律"，是指系统发生变化时，物质能量守恒，但性能和功效不守恒，且不守恒是普遍的、无限的。其依据是：由物质不灭定律和能量守恒定律可知，系统内物质、能量和信息在流动的过程中物质是不灭的、能量是守恒的，而反映系统性能和功效的信息，因可受干扰而失真、放大或缩小，以至湮灭，故是不守恒的。

脊柱疾病的发生，是后天自然系统整体稳态（性能和功效）失衡，影响到先天自然系统的物质和能量（骨关节结构、神经、血液循环和运动功能）紊乱，进而发生病变。中医整脊学非药物为主的治疗方法，就是调整后天自然系统的性能和功效，维护先天自然系统的物质和能量（不损伤和破坏脊柱骨关节结构等组织），是真正的"道法自然"的独特疗法，也必将在脊柱病诊疗中起到主导作用。

另一方面，中医整脊在研究人类脊柱圆运动规律中，发现青年人端坐 1 小时后，腰曲消失，颈曲也变小，证明脊柱伤病的主要病因是"久坐"导致颈腰曲紊乱而发生病变，因此提出避免"久坐"，并制订"健脊强身十八式"体操，有效防治脊柱伤病。脊柱健，则身体康。中医整脊学对人类脊柱的研究，在治未病中的主导作用，必将得到充分发挥。

综上所述，《脊柱伤病 1000 个为什么》丛书将有助于广大读者了解自身的脊柱，以及脊柱健康对人体健康的重要性，进而了解脊柱常见疾病发生和防治的规律，将对建设健康中国、为人类的健康事业做出贡献。

世界中医药学会联合会脊柱健康专业委员会

会长　韦以宗

2018年8月1日

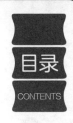

目录

CONTENTS

胸背痛30个为什么

胸背痛30个为什么

1. 为什么叫胸背痛?

答:胸背痛,顾名思义是指胸背部区域的疼痛。

按照解剖学,胸背部是指胸腔后壁部的区域。上界是颈项部和两侧肩部连线,下界大概是平膈肌的水平(在体表大概是两侧肋弓下缘连线),双侧界是腋后线(图1)。

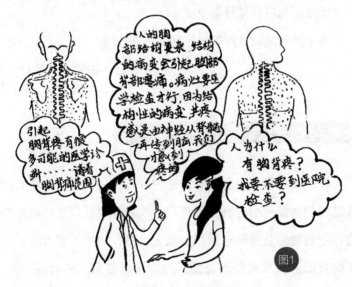

图1

疼痛是指一种令人不快的感觉和情绪上的感受。疼痛可能源自客观的组织损伤,是一种人体主观感受。按照疼痛的持续时间区分,少于1个月(以前为3个月或半年)为急性疼痛,达到1个月或以上(以前为3个月或半年)为慢性疼痛。

急性疼痛是由近期的直接损伤造成（例如手术、创伤），具有
保护意义（假如没有急性疼痛，人触及烫的东西也不知道躲
避）。慢性疼痛预示人体体质下降或其他部位可能出现健康危
机。慢性疼痛不仅给患者带来痛楚，也会使人出现睡眠紊乱、
食欲缺乏、精神崩溃，甚至人格扭曲和家庭不宁等精神心理
和内脏方面后果，甚至致使不少患者因无法忍受长期的疼痛
折磨而选择自杀，对老年人的生命和生活质量产生严重影响。
因此慢性疼痛应该尽量避免。

本书涉及的胸背疼痛属于慢性疼痛范畴。

（赵帅、苏国义、陈树东）

2. 人体为什么会有各种各样的胸背痛?

答：人体胸部由胸腔和胸部内容物构成，发生在所有胸
部结构的病变可引起胸背部疼痛。简单地说，发生这些结构
的病变刺激感觉神经末梢产生感觉信号，信号沿着脊神经进
入胸背部的胸椎椎管的脊髓，然后从脊髓向上传递到颅内，
最后在大脑皮层产生疼痛感受。但由于内脏疼痛的感觉不够
精确，还有反射痛、牵涉痛等原因，人们常常感觉疼痛来自
胸背部。

胸背疼痛起源有以下几种情况：一些是皮肤筋膜疾病，

如筋膜炎、带状疱疹引起；一些由于胸腹部内脏疾病，如呼吸道感染、肺部肿瘤、心绞痛、胆囊炎、胰腺炎引起；还有一些是由于脊柱疾病，如胸椎关节错位、脊柱侧弯、脊柱肿瘤引起。疼痛诱因也不同，比如外伤、劳损、炎症、病毒。因此，胸背疼痛需要鉴别诊断、区别对待。各种胸背痛可能分别属于骨科、呼吸科、心内科、皮肤科，只有针对病因病变精准处理才能令治疗更加有效（图2）。

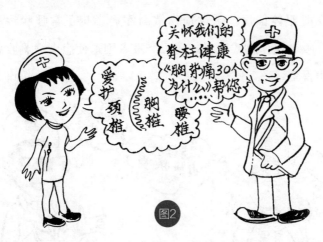

图2

（赵帅、苏国义、陈树东）

3. 为什么胸背筋膜炎可能引起胸背痛？如何鉴别？

答：胸背部肌肉筋膜炎是临床常见病，临床以胸背部疼痛、酸痛，局部肌肉变硬，有时可触及硬结或条索状物等为主要表现。本病发病率高，并不伤及生命，但严重影响生活质量。因劳损或风寒湿邪侵犯，导致胸背筋膜、肌肉损伤，粘连或变性，刺激神经引起疼痛，称胸背肌筋膜炎（图3）。长期的胸背部酸、沉、胀、冷不适，变换体位可减轻。严重者休息亦不缓解，致腰屈背弓，出现驼背，甚至立、坐、卧、行或改变姿势时背部痛，而且感到不便或困难。患者不自主地出现姿势不正，腰发僵，背如板，步行时上身少动，站立时躯体偏倚。急性损伤常因疼痛影响正常呼吸运动，使呼吸表浅，胸式呼吸减弱，严重者则迫使患者含胸收腹，不能直腰。

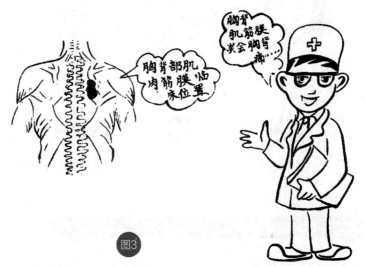

图3

其诊断要点包括：①胸背痛和牵涉胸胁痛；②上部胸椎旁或肩胛内侧有压痛或触及索状改变。且需与以下疾病相鉴别：①胸肋软骨炎：指第7、8、9、10肋胸廓前缘组成的肋软骨，因慢性损伤性炎症、疼痛，局部有明显压痛；②与劳损性胸椎侧凸症相鉴别；③排除呼吸道疾患、冠心病、胆囊和胃肠疾病，以及妇女乳腺病变等。

（赵帅、苏国义、陈树东）

4. 为什么胸椎小关节错缝有可能引起胸背痛？如何鉴别？

答：胸椎错缝症是指因外伤、劳损或寒湿等因素导致胸椎关节突关节的微小位移、滑膜嵌顿、小关节半脱位而引起的胸背疼痛、呼吸不畅或活动受限等症状的病症。又称"胸椎关节突关节紊乱症"或"急性胸椎关节突关节滑膜嵌顿"等，属中医"骨错缝"的范畴，俗称"岔气"（图4）。胸椎错缝症在病变节段后关节处有明显压痛，多数为一侧，少数为两侧。根据病变节段的不同，菱形肌、斜方肌可呈条索状痉挛，亦有明显压痛。胸椎病变节段棘突间隙可有增宽或变窄，可触及偏歪的棘突，表现为一侧偏凸，而对侧空虚感。少数还可因疼痛导致前屈或转侧时活动幅度减小，牵拉疼痛甚至无法转侧。胸椎X线片提示胸椎两侧关节突关节间隙宽度可能存在差异，严重者可见脊柱侧弯、棘突偏歪等改变。可通过实验室和影像学检查等方法与胸椎压缩性骨折、胸椎肿瘤、冠状动脉粥样硬化性心脏病及消化系统疾病等相鉴别。

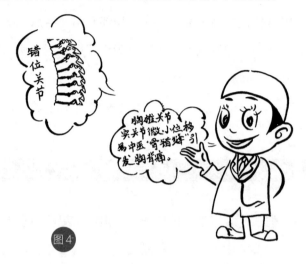

图4

（赵帅、苏国义、侯宇）

5. 为什么带状疱疹可以诱发胸背痛?

答：带状疱疹是水痘 - 带状疱疹病毒引起的急性感染性皮肤病。这种病毒潜伏在脊柱神经神经元，当人体免疫力下降时，将再次生长繁殖，沿着神经纤维迁移至皮肤，使受侵犯的神经和皮肤出现剧烈的炎症（图5）。假如病毒侵犯到胸椎肋间神经，可出现胸背疼痛。胸背部及胸胁部可出现集簇状的疱疹，像一条带子沿着肋间神经分布，疼痛难忍。

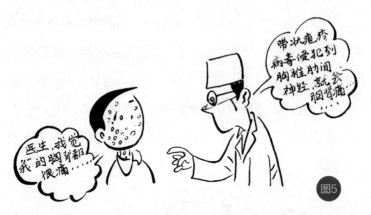

图5

（赵帅、苏国义、侯宇）

6. 为什么冠心病会引起胸背痛？如何鉴别？

答：众所周知，冠心病的病因是负责供养心肌血运的冠状动脉被堵塞或者狭窄，表现出心脏肌肉缺血缺氧或者坏死的综合征。典型的发作表现是胸前区的压榨性疼痛、胸闷、心律失常等。如果心脏缺血的部位是心脏的后壁，可以出现胸背部的放射痛（图6）。这种疼痛是内脏器官的牵涉痛。

如何鉴别诊断对于及时治疗非常重要。冠心病胸背痛有以下特点：①有多年糖尿病、高血压、肥胖病史；②可能是运动后诱发，但是停止运动后仍旧存在；③伴有呼吸困难表现；④平素心电图检查可能有心肌供血不足表现。

当然，通常心肌酶检查、心电图、心脏彩超有助于鉴别胸背痛原因是否来源于心脏。心电图正常时不能排除冠心病，应接受进一步的检查以明确诊断；冠状动脉造影是诊断冠心病的"金标准"，是最重要的微创手段及常规检查方法。所以，冠心病症状复杂，易误认为非心源性胸痛，须由心血管专科医生判断。

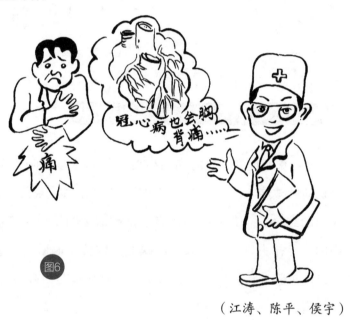

图6

（江涛、陈平、侯宇）

7. 为什么有些颈椎病会合并有胸背痛？

答：颈椎病是颈椎退行性改变引起相应的颈脊神经、血管的症状。颈部脊神经主要分布在头枕部、颈项部、肩部、上肢（手臂和手指）。典型的病例会引起这些部位的疼痛麻痹或者感觉异常。

遵循人体脊柱圆运动规律，一方面，颈椎退变导致颈椎曲度改变，可能进而引起胸椎、腰椎曲度改变；反而言之，颈椎病的发生可能是胸椎、腰椎曲度改变的结果。胸椎的曲度改变会引起胸椎关节错位，包括椎间关节的旋转、前后位移。胸椎椎间关节的移位会诱发胸脊神经疼痛。因此，颈椎病合并胸椎后凸、侧弯、旋转的患者容易合并胸背部疼痛（图7）。

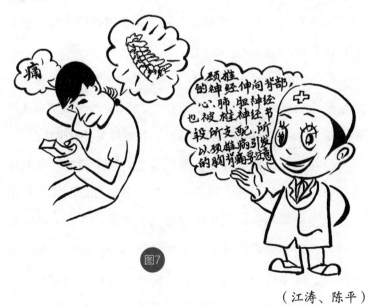

图7

（江涛、陈平）

8. 为什么胆囊炎患者可合并有胸背痛?

答:胆囊炎是感染或化学性刺激(胆汁成分改变)引起的胆囊炎性病变,为胆囊的常见病。胆囊炎的典型表现为右上腹或剑突下持续或阵发性绞痛,可向右肩背部放射痛,伴嗳气反酸等消化不良症状,进油腻食物症状加剧。某些胆囊炎患者合并胸背痛,是因为来自胆囊的痛觉冲动直接激发脊髓体表感觉神经元,引起胸背体表区域的痛感(病变胆囊与分布在胸背体表的传入神经进入脊髓的同一节段,并在后角发生联系)。因此,需要与胸椎退行性疾病引起的胸背痛鉴别。

另外,因胸椎关节紊乱导致胆囊慢性炎症病变,称为脊源性慢性胆囊炎(图8)。其机理大致如下:外伤或劳损或腰椎病变,均可使胸椎受到强烈扭转,胸椎后关节发生错位。

胆囊的交感神经均发自胸段脊髓。胸交感神经随相应的脊神经通过椎间孔,椎旁交感神经节附着于肋骨小头附近。胸椎后关节的位移可导致椎间孔变小;周围肌肉、韧带的损伤可导致局部充血、水肿、肌痉挛;肌痉挛影响血液循环,机体代谢产物滞留,其中部分代谢产物的刺激又可加重局部炎症反应和肌痉挛。椎间孔的骨性狭窄一方面可造成刺激或压迫，另一方面周围软组织的炎症刺激或组织痉挛、肿胀、粘连等也可造成交感神经的被压或牵扯刺激，刺激或压迫自主神经，使之发生紊乱而造成奥迪括约肌及胆囊管痉挛，使胆汁不易排出，造成胆汁淤滞，胆囊壁受刺激而致增厚或萎缩或瘢痕形成，囊腔非常狭窄，甚至完全闭合，与周围组织粘连。胆囊管或颈部为浓厚黏液或胆石嵌顿，胆囊亦可膨胀，使囊壁变薄，囊腔充满由囊壁分泌的黏液，呈稀薄液状，或浓缩成胶状小块。导致胆汁排泄的紊乱，促成胆囊结石的形成。囊内的胆石与囊壁的黏膜粘着，并与周围组织粘连。

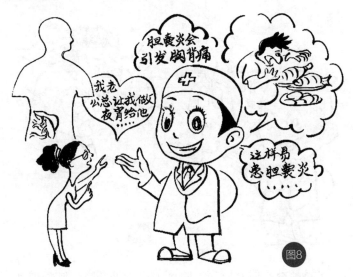

图8

（江涛、陈平）

9. 为什么支气管炎有胸背痛？如何鉴别？

答：支气管炎是指肺部气管、支气管黏膜及其周围组织的慢性非特异性炎症。当发生炎症时体内会产生炎症介质刺激体内感受器产生疼痛感觉。有一部分肺炎可能累及胸膜，累及胸膜的时候就可以引起胸痛。当炎症刺激累及壁层胸膜时可以引起剧烈胸痛。当炎症累及背侧壁层胸膜的时候就可以引起背部疼痛。同时，由于支气管炎引起的长时间咳嗽，会导致胸背筋膜和关节的损伤，也会诱发疼痛（图 9）。

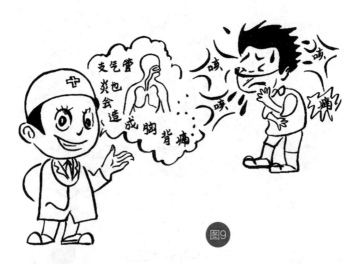

图9

支气管炎不但有胸痛，临床上以长期咳嗽、咳痰或伴有喘息及反复发作为常见特征。胸部 X 光线检查、CT 检查等可

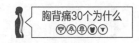

以辅助诊断。

（江涛、陈平）

10. 为什么妇女乳腺病变会有胸背部疼痛？

答：乳腺病是妇女的常见病。中医认为乳腺病与肝气郁结有关，肝气郁结与人体肝胆经气机不畅有关，所以在胸背部肝胆经通过的部位会引起疼痛（图10）。从解剖学来说，乳房的感觉受到肋间神经和颈神经支配。因此，乳房疾病会引起胸背部的牵涉疼痛。简单地说是乳房疼痛经过脊神经传导过程，对胸背部感觉冲动的易化，产生胸背疼痛的错觉。

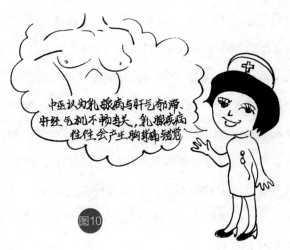

图10

（张琥、刘万豪）

11. 为什么胸背痛会发生在肩胛骨内侧等处且位置不确定?

答：肩胛骨内侧疼痛在临床上多认定为肩胛肋骨综合征或肌筋膜炎，其发生机理常是由于附着于肩胛骨的肩胛提肌、大小菱形肌等共同悬吊肩胛骨并协助肩胛骨做旋转运动，当上肢劳累过度或上背部驼背时，应力增加而导致疼痛。不同的肌肉劳损可引发肩胛骨内侧的不同区域疼痛。肩胛骨内侧缘上 2/3 劳损主要表现为向上传导到肩胛骨脊柱缘上半部及肩胛间区。如肩胛提肌劳损疼痛可放射至肩胛骨内侧缘上 1/4，主要表现为疼痛在肩胛骨内上角上缘 1~2cm 处。背阔肌劳损疼痛可放射至肩胛下角与内侧缘下 1/3，疼痛区域如拳头大小。冈下肌劳损疼痛可放射至肩胛骨内侧缘中 1/2，主要表现为肩关节前侧深部疼痛。前锯肌劳损疼痛可放射至肩胛下角与内侧缘下 1/3 区域，疼痛区域如两拇指大小。胸多裂肌劳损可放射至肩胛骨内侧缘中 1/2 区域且牵涉至脊柱。胸髂肋肌疼痛劳损可放射至肩胛骨内下缘疼痛且向近脊柱侧疼痛减轻。菱形肌劳损疼痛可放射至肩胛骨和脊柱旁内侧缘中 1/2 区域。上后锯肌劳损可放射至肩胛骨内侧缘上 1/2 区域，表现为肩胛骨深部疼痛（图 11）。

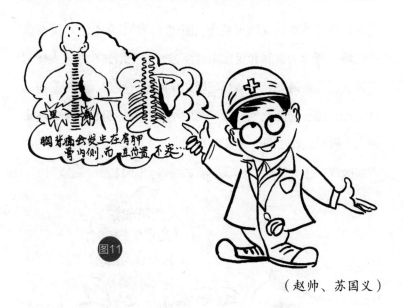

图11

（赵帅、苏国义）

12. 为什么有些人夜间胸背痛，起床后却消失？

答：夜间胸背痛属于中医"痹证"的范畴，多由于素体阳气衰微、督脉空虚，或风、寒、湿邪侵入背部太阳经脉引起。常见于久站、久坐以及长期从事弯腰活动的青壮年。胸椎脊柱后凸，呈额状的关节面及胸廓的存在，限制了胸椎屈伸运动，只允许少许屈伸，胸椎的椎间盘很薄，关节囊较紧张，在胸椎前屈的情况下，为保持脊柱稳定，小关节囊和椎周软组织承担较大的张力。低头屈胸久站久坐以及弯腰劳作，胸背部软组织受到急性或慢性损伤，产生无菌性炎症反应，气血凝滞，筋脉

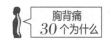

失养，久之可形成软组织粘连、瘢痕、纤维化硬化，小关节囊的肥厚。脊背为督脉和足太阳经所过，同主阳气，白天人体阳气伸长，气血流畅，不痛或痛轻，夜间阳气收敛，人体气血运行变慢，随着局部炎性代谢产物的不断积聚，组织内压力越来越大，疼痛逐渐加剧，起床活动，阳气外张，血循加快，代谢产物吸收，压力降低，症状亦随之缓解（图12）。

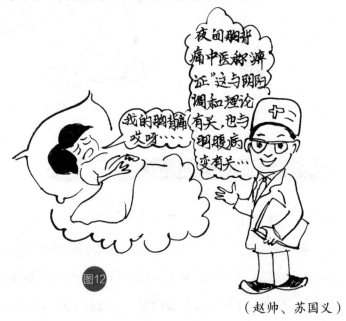

（赵帅、苏国义）

13. 为什么脊柱侧弯会引起胸背痛？

答：脊柱是支撑人体的重要结构，是运动系统的重要组成部分。脊柱椎管内是脊髓、脊神经和硬膜囊等神经组织，因此脊柱的病变会影响到周围的神经。如果影响到感觉神经，就可能出现感觉变化，包括出现疼痛。

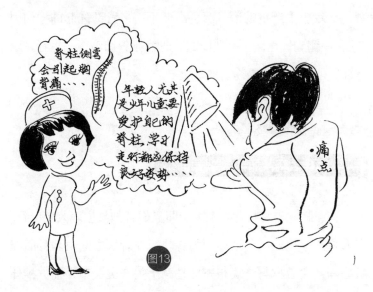

图13

　　脊柱侧弯，又称为"脊柱侧凸"，是一种脊柱的三维畸形（图13）。正常人的脊柱从后面看应该是一条直线，并且躯干两侧对称。如果从正面看有双肩不等高或后面看到后背左右不平，就应怀疑"脊柱侧凸"。这个时候应拍摄站立位的全脊柱 X 线片，应用 Cobb 角法测量站立正位 X 线像的脊椎侧方弯曲，如角度 ≥ 10°，则为脊柱侧凸。脊柱侧凸是一种症状，有很多原因可以导致脊柱侧凸。这些患者肩和骨盆的倾斜，长期不对称姿势，优势手、下肢不等长，肌肉凸侧

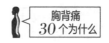

组织紧张，凹侧组织薄弱、被牵拉，引起胸背部疼痛。从脊柱侧弯症状表现来看，脊柱侧弯如不能及时发现和治疗，则很大一部分患者的病情，将会发展加重，并形成严重脊柱侧弯。导致躯干严重畸形，两肩高低不平，背部隆起的"剃刀背"，一侧胸廓塌陷，一侧隆起，骨盆倾斜和跛行。患者胸腰背部僵硬感，疼痛感逐渐加重。

（赵帅、苏国义）

14. 为什么胸背痛会合并腰椎病？

答：胸背痛与腰背痛是由于明显的解剖与生理改变所致。有人将脊柱比喻成一堆堆积的骨块，在骨块之间由软骨间隙所分隔；在后方与骨块相连的是两个关节突关节；前方椎体和后方两个关节组成三角形三关节复合体。上下两个复合体借助其间相连的椎间盘纤维环构成具有活动与支撑功能的运动节段，亦可视为一个复合体。多个节段的组合体便构成了脊椎的活动与内在的稳定。而脊柱的外源性稳定则来自椎旁肌群及胸腹肌等，有人将这些肌肉比作帆船桅杆的固定索，起到维持桅杆竖直的作用。在维持脊柱排列序列的同时，内源性和外源性的稳定结构允许脊柱弯曲、侧弯和向各个方向旋转等，任何一个支持结构的破坏都将破坏此种结构的平衡。

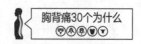
因此，椎间盘和小关节的退变、肌肉韧带的扭伤以及其他异常改变，都将会引起一系列不良后果。尽管大多数运动员都具有良好的身体状态，但由于重复或急性超载而造成的支持系统的损伤均会直接构成本病发生的主要原因，而正是自椎旁肌群及胸腹肌等肌肉类似帆船桅杆的效应，胸腰类似整体，常常合并发病（图 14）。

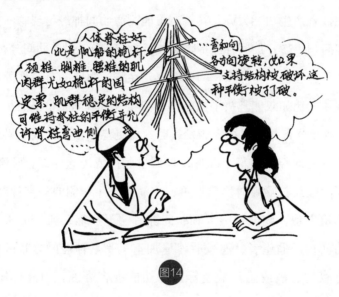

图14

（赵帅、苏国义）

15. 为什么有些胸背痛合并胸胁部放射痛？

答：胸背肌（如斜方肌、大菱形肌和小菱形肌）都以肩

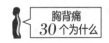

胛骨为附着点。上肢运动也包括胸背肌的运动，所以长期的单侧上肢劳累容易引起胸背肌的损伤。支配胸背肌的胸神经背支穿越大菱形肌和斜方肌，而这两组肌肉肌纤维行走方向是交叉的。因此，任何一组肌肉损伤都可导致胸神经背支嵌顿而发生疼痛。

胸椎小关节错位，使相应脊神经和交感神经所支配的组织器官产生功能失调，其中有可能刺激肋间神经出现肋间神经痛（图15）。肋间神经是胸脊神经的一部分，沿着肋间分布。肋下神经构成胸神经，胸神经皮支在胸、腹壁的节段性分布规律，比如双侧乳头平面是胸4神经分布双侧肋弓平面是胸8神经分布。肋间神经痛发病时，可见疼痛由后向前，沿相应的肋间隙放射呈半环形；疼痛呈刺痛或烧灼样痛；咳嗽、深呼吸或打喷嚏时疼痛加重；疼痛多发于一侧的一支神经。体检发现，胸椎棘突旁和肋间隙有明显压痛；典型的根性肋间神经痛患者，屈颈时疼痛加重；受累神经的分布区常有感觉过敏或感觉减退等神经功能损害表现。由此可知，临床上有些患者只表现为胸胁部疼痛，其实疼痛来源是脊柱椎管的神经根，仔细按压相应的棘突和关节突可以诱发出肋间神经痛。

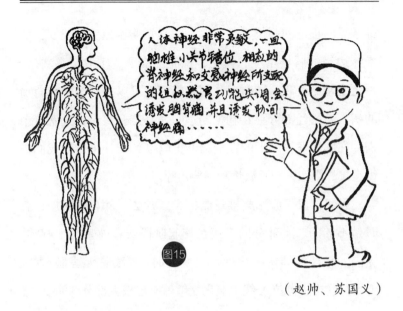

图15

（赵帅、苏国义）

16. 为什么胸背痛要照全胸正侧位 X 线片？

答：我们知道，胸背痛可以由多种原因引起。一方面，内脏疾病如心血管疾病、肺炎、主动脉瘤等都可以引起胸背部的牵涉痛，这个时候照全胸正侧位 X 线片可以对疾病起到一个初步筛查的目的。另一方面，骨科疾病如胸椎的骨折或者病理性改变（如结核或肿瘤破坏）也可以引起胸背痛，此时照片可为明确诊断提供帮助，并且可以为我们进一步的治疗提供参考，尤其是存在病理性骨折或改变，我们进行手法治疗是不合适的，这是整脊手法治疗的禁忌。第三方面，胸椎常规的正位和侧位 X 线平片，可显示胸椎退变性改变：如椎体边缘的唇样增生、硬化、椎间隙变窄，小关节突增生、硬化是常见表现；同时，我们在临床上可以见到经常胸背痛的病人，已经部分存在胸椎畸形，尤其侧弯畸形，或者有个别存在胸廓发育畸形的，全胸椎正侧位 X 线片可以给我们提供直接的影像去判断病情和指导治疗。

当然，仅仅应用胸椎正侧位 X 线片去排除相关疾病，有时是不够的。有部分的疾病在初起阶段或者尚未产生心肺、纵隔、胸椎等结构的病理性改变之时，X 线是无法显示的。但是，胸椎正侧位 X 线也起码能够筛查出极大部分的病变。

对于发现 X 线异常的，或者怀疑有异常但 X 线不足以清楚显示的，我们需要进行胸部 CT 或者胸椎 MR 等检查。

（江涛、陈平）

17. 为什么胸椎小关节紊乱会引起胸背痛?

答：人体脊神经共有 31 对，其中胸段 12 对，每对脊神经借前根和后根与脊髓相连。脊神经穿出椎间孔后分为前支和后支。后支细小，向后行走，呈节段分布于项背部肌肉与皮肤；前支较粗大，即肋间神经，呈节段性分布于躯干，不但支配相关肋间肌，同时支配胸、腹壁皮肤和肋间韧带。当胸椎小关节紊乱或损伤，尤其胸椎关节突关节紊乱时，则可引起脊神经的干扰，或者胸肋关节紊乱引起肋间神经干扰。

实际上，胸椎关节是微动关节，胸椎关节活动范围小，是相对稳定的（图16）。但在有扭转外伤史或长期不良姿势史（坐立姿势、行走姿势、睡眠姿势等）、负重过大或不当、用力过猛或者锻炼动作不当等情况下，可以发生急慢性损伤，造成关节紊乱，导致一个或多个胸椎受力不均，致使单个和（或）多个椎体发生轻微失稳，造成胸椎小关节错位或半错位，由此产生背肌疼痛等临床的症状。同时局部肌肉、韧带的痉挛收缩、僵硬，脊柱受到牵拉或反射性保护导致关节面不对称，关节囊充血水肿，滑膜嵌顿及关节周围的韧带、神经组织损伤刺激而出现的胸肋部疼痛，导致呼吸活动阻碍，甚至出现胸腔、腹腔脏器的功能性改变。这便是中医所说"筋出槽，骨错缝"的机理了。

其实，胸椎小关节紊乱也不单单引起胸背痛，其表现可以多样化。由于胸椎小关节其解剖的特殊性，与相邻组织，尤以与神经系统的关系密切，当胸椎小关节发生错位时往往产生多种多样的临床症状，主要有三大类：①直接或间接压迫、刺激脊神经而使对应神经所支配的胸、腹壁肌肉、皮肤所产生的症状，如肋间神经痛、胸壁紧束感、胸背僵硬疼痛等。②胸椎小关节（滑囊、滑膜、韧带、软骨、骨骼）产生的症状和改变，如错位节段局部明显疼痛和不适，牵掣颈肩背作痛，季肋部疼痛不适、胸闷、胸部压迫堵塞感，入夜翻身困难，以及相应脊神经支配区域组织的感觉和运动功能障碍等。③胸腔、腹腔脏器（如心、血管、呼吸系统、消化系统）产生的症状，可出现胸闷、胸痛、呼吸障碍、心动过速、口干、呃逆、上腹胀痛等。所以对胸背部疼痛的病例，除了心肺检查外，胸椎检查更不能少。

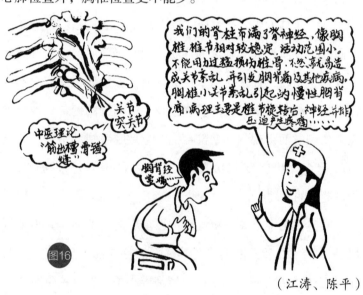

图16

（江涛、陈平）

18. 为什么有些胸背痛行影像学检查却没有发现明显变化?

答：我们知道，引起胸背痛的原因可以很多，其中很多是未必能够通过影像学检查发现异常的。例如心脏疾病，需通过心电图、心脏彩色超声去检查；再如，胸膜炎、胆囊炎、肠炎等炎症引起的内脏牵涉痛，是难以通过影像等检查去发现病因的（图17）。

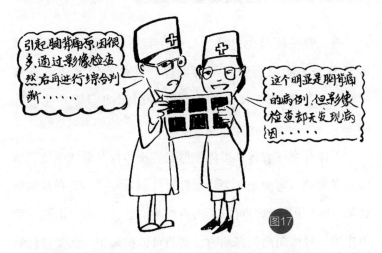

图17

其次，很多疾病处于初起阶段或者尚未产生心肺、纵隔、胸椎等结构的病理性改变之时，是难以明确显示甚至无法显示的，这个时候尚需结合理化检查或者 MR 等检查去进一步了解病情。

再者，即便是骨科疾病，影像学的检查可以了解骨与关节的异常，但对于软组织疾患，例如西医的肌筋膜炎或中医的筋伤或错位疾病，影像学是无法显示出来的，尤其是年轻的病人。尚需医生通过询问病史、症状特征，结合查体，甚至经验，一起去综合判断。

（江涛、陈平）

19. 为什么胸背痛上段胸椎易发侧弯？

答：脊柱侧弯也可分为功能性和结构性两种类型，后者又分为不明原因引起的特发性脊柱侧弯以及由各种疾病如先天、代谢、神经及肌源性等引起的非特异性脊柱侧弯。

不伴有脊柱旋转及椎体楔形变等椎体自身形状改变，单纯的脊柱侧方弯曲统称为功能性脊柱侧弯症。这类脊柱侧弯如果解除原因，侧弯可以消失或缩小。卧位时由于消除了重力作用，身体向凸侧弯曲时，侧凸可以被矫正。如姿势性的脊柱侧弯就是此种类型。

胸背痛的患者，往往疼痛是一侧发作或者一侧症状偏重的，因为颈部或颈胸部肌肉的痉挛或者筋膜的炎症，使人体主动或被动地对姿势做出调整，从而出现功能性的侧弯（图18）。这个时候从体表检查或者进行X线照片，即可发现异常。同时，我们还可以发现，这种胸椎的侧弯多出现在上胸段，在下胸段开始已经慢慢向腰椎代偿性侧弯过渡。

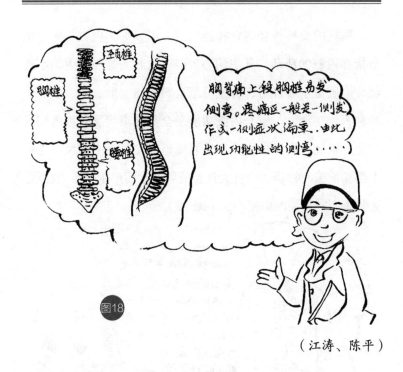

图18

（江涛、陈平）

20. 为什么上段胸椎侧弯胸背痛易发胸闷心慌？

答：一方面，胸椎侧弯，尤其是较严重的胸椎侧弯，可以引起胸廓的畸形，胸腔的容量变小，肺部的容积或者周围的血管也受到影响，肺功能往往降低，在发病的时候，除了胸背痛以外，也会有胸闷心慌的表现。

另一方面，胸椎侧弯的发生，可以继发关节与胸腔的畸形，而结构的畸形，常常可以引起对神经的刺激。

胸段的交感神经与脊神经同行，可以称为内脏神经，调节指挥内脏的活动，其中胸心神经、内脏大神经、内脏小神经、内脏最下神经等，分别分管心脏、胃、肝、胆、胰、小肠和肾的功能，与整个内脏功能及全身健康状况有极密切的关系。因此，胸椎的错位紊乱及畸形，尤其是上胸段，常可引起相应胸心神经、内脏大神经的刺激，而产生一系列症状，尤其是心肺相关的胸闷心慌（图19）。

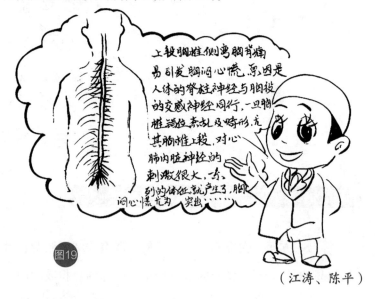

图19

（江涛、陈平）

21. 为什么中医整脊治疗某些胸背痛有效？

答：中医整脊是中国传统医学的一颗耀眼的明珠。是在

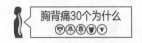

不损伤躯体结构的条件下，消除病痛，恢复功能。

　　根据中国整脊学，胸椎关节错位发病机理是因为上肢运动不协调，导致胸部肌肉、韧带等软组织损伤，引起力学失衡，使胸椎关节错位和椎曲改变，进而影响肋间神经血运引起症状。胸椎椎体的移位是疾病的矛盾所在，正脊手法是纠正关节错位的关键。其作用在于舒筋活络、解除痉挛、松解粘连、滑利关节、理顺筋络、整复移位。因此，中医整脊对于此类型胸背痛有确切的疗效（图20）。

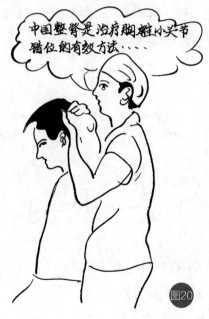

（张琥、许鸿智、刘万豪）

22. 为什么中医整脊对胆囊炎、冠心病引起的胸背痛除用中医整脊治疗外，应配合内科治疗？

答：临床上很多疾病都可以导致胸背痛，在内科疾病方面，尤其以胆囊炎和冠心病最为多见。中医整脊虽然可以局部对症治疗，减轻疼痛，但"治病必求其本"，如果是因为胆囊炎或冠心病导致的胸背痛，则要治疗它的本质病因，也就是胆囊炎和冠心病。因此，在这类型胸背痛的治疗方面，中医整脊必须配合内科治疗一起施行（图 21）。

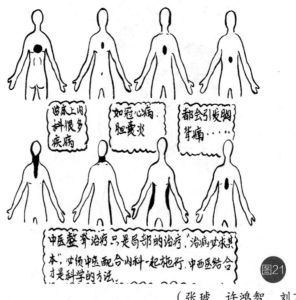

图21

（张琥、许鸿智、刘万豪）

23. 为什么中医整脊胸椎过伸手法膝关节要顶在上段胸椎?

答:胸椎过伸法又名"挺胸端提法"(图22),操作时,医者双手覆在患者两胁部,用一个膝关节顶住患者胸椎,双手抱两胁往上往后,同时发力。因为上胸椎为颈胸椎交界"反折"位置,用膝关节顶住此处而后伸发力,可有效调整胸椎关节的紊乱,伸张收缩各肌群,达到治疗胸背痛的目的。

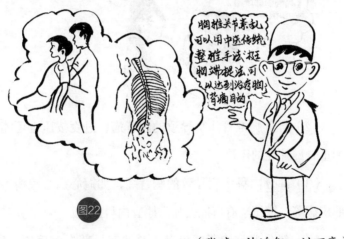

胸椎关节紊乱可以用中医传统整椎手法挺胸端提法可以达到治疗胸背痛目的

图22

(张琥、许鸿智、刘万豪)

24. 为什么说要慎用按压法治疗胸背痛?

答:应用按压法治疗胸背痛时,以下几种情况要小心:

（1）严重骨质疏松，或伴发胸椎骨折，或为胸椎结核等疾病导致的胸背痛，按压法可能会加重症状，引发或加重骨折（图23）。

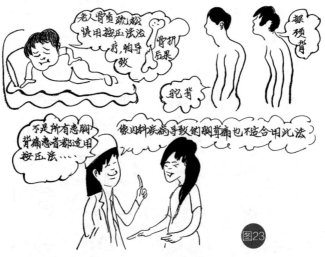

（2）严重胸椎管狭窄导致的胸背痛，过度按压也可能会加重脊髓神经的压迫。

（3）部分内科疾病导致的胸背痛，如冠心病心绞痛、肺部疾病等，按压法有可能会加重原有内科病情。

（4）部分严重胸背痛患者，急性期局部炎症反应剧烈，不应用按压法，以免加重炎症。

（5）年老体弱、脊柱手术后等胸背痛患者，也应慎用按压法。

（张琥、许鸿智、刘万豪）

25. 为什么整脊学提出治疗胸椎侧弯引起的胸背痛必须调整腰椎？

答：因为脊柱运动是遵循四维圆运动规律。从椎曲而言，骶曲增大，腰曲必缩小，而胸曲增大，颈曲必变小；从冠状面而言，骶椎向右倾斜，腰椎必向左侧凸，至胸腰椎枢纽至胸椎必向右侧凸，至颈胸枢纽以上颈椎必向左侧倾斜，此为围绕轴心的圆平衡。而且，脊柱运动是8个活动度，即纵轴面的伸缩、矢状面的屈仰、冠状面的侧屈、横轴面的旋转。脊柱形态结构是按周而复始的圆运动规律形成的。

据此，我们在临床上调整椎曲可根据其相互关系而上病下治：整骨盆（骶曲）以调腰曲，整腰曲以调胸曲，整胸曲以调颈曲。所以，胸椎侧弯的胸背痛，在整脊时，除了调整胸椎，还必须同时调整腰椎，以获得更好的疗效。

（张琥、许鸿智、刘万豪）

26. 为什么有些胸背痛患者进行中药热敷有疗效？

答：中医常说"通则不痛，痛则不通"，"不通则痛，不荣则痛"。胸背部筋膜炎由于局部粘连，影响血运；胸椎关节

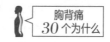
错位影响胸脊神经根的血运。利用中药热敷胸背痛患者痛处，通过热量和活血通络药物可促进局部血液循环，改善组织新陈代谢，促进神经血运恢复，缓解肌肉痉挛和减轻神经疼痛，达到治疗的目的（图24）。

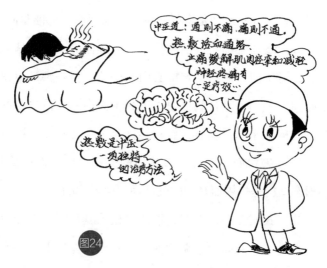

图24

需要注意的是，有些胸背部疼痛是肋间神经痛的表现，其疼痛来源是脊柱椎管的神经根，因此，热敷疼痛来源部位会更加有效。

但是，如果痛觉过敏，热敷中药会加重疼痛。此时应该冷敷，或者先采用凉血活血、消肿祛湿中药外敷减轻疼痛，再用活血通络中药热敷。

（张琥、许鸿智、严旭培）

27. 为什么针灸、外敷药物对有些胸背痛治疗效果有时不明显?

答：针灸、外敷药物是治疗胸背痛的有效手段，但是对有一些胸背痛患者没有效果（图25）。例如严重骨质疏松伴发胸椎骨折，或为胸椎结核，或为严重胸椎管狭窄，或部分内科疾病如冠心病、心绞痛、肺部疾病等所导致的。针灸、外敷药物并不能全面解决疼痛的所有机制，因此治疗并不能见效。比如胸椎压缩骨折，其主要的疼痛机制是骨折处的不稳定，从而刺激神经，所以制动休息是必须的；胸椎结核是特异性细菌引起的感染性疼痛，所以运用抗生素是必须的；胸椎关节错缝主要是因为关节错位影响到神经根血运，所以整复关节错缝是必要的。

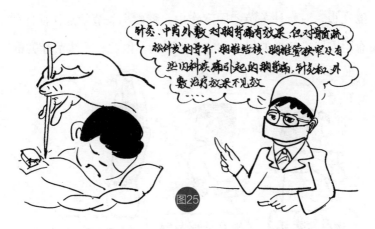

因此，对于经过多次针灸、外敷药物治疗胸背痛效果不

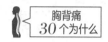

明显的患者，应该去医院检查明确病因，针对疼痛的来源和性质进行精确的治疗才会有效，否则可能会贻误病情。

（张琥、许鸿智、严旭培）

28. 为什么手法治疗胸椎关节错位后需要叮嘱患者坚持功能锻炼？

答：功能锻炼（或叫练功）是中国整脊学关于脊柱劳损性疾病的治疗原则之一（图26）。韦以宗曾提出整脊不练功，疗效会落空。打个比方来说，想把歪斜的树纠正，除了松土扶正后，还需要夯实才能牢固。同样，骨关节复位后，需要肌力平衡才能维持稳定。维系脊柱的肌肉韧带就是脊柱关节的夹板，对脊柱关节起固定作用。胸椎小关节紊乱往往伴随有附着肌肉韧带的损伤和应力不平衡。因此，手法治疗胸椎

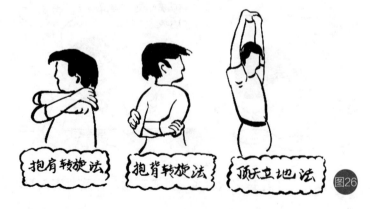

抱肩转旋法　　抱背转旋法　　顶天立地法　图26

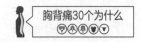

关节错位后，需要坚持正常脊柱运动功能的锻炼，增强肌肉韧带强度以维持疗效和持续康复，避免复发。

（张琥、许鸿智、严旭培）

29. 为什么扩胸运动能防治胸背痛？

答：扩胸运动是以胸部内侧的肌肉为中心展开训练。这套动作充分利用生理优势，并能摆脱重力对胸部的影响，改善仪态（图27）。

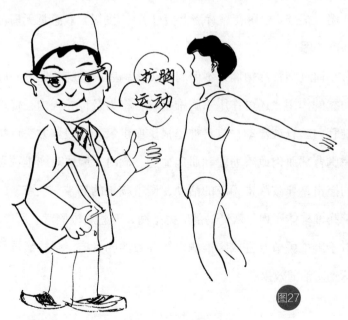

扩胸运动能有效放松胸背部肌肉、韧带，如斜方肌、肩

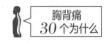

胛提肌等，缓解痉挛和粘连，改善血运。扩胸动作需要合并挺胸，促使胸椎的活动，恢复胸椎关节平衡，改善胸椎椎体序列，调整关节紊乱，所以能有效防治胸背痛。

（张琥、许鸿智、严旭培）

30. 为什么拍墙松筋式能防治胸背痛？

答：拍墙松筋是指直立两手抱肩，背斜靠墙，立正将背往墙上拍打（也可在靠背椅上拍打），力度以自我感觉无痛苦为度（图28）。

通过胸背部拍墙，不但起到震荡胸腔内心肺、促进心肺功能的作用，还可作用于胸椎椎管，将力量传导入内，促进椎管内脑脊液流动，改善神经根供血供氧。此锻炼方法可按摩胸背部肌肉改善筋膜和肌肉血运。同时，墙体对胸椎顶点的撞击，导致胸椎相应的活动，调整胸椎的韧带、关节，改善胸椎椎体序列，恢复局部应力平衡，调整胸椎侧弯。所以，对于胸椎关节紊乱或胸椎侧弯等导致的胸背痛，坚持锻炼能达到防治的效果。

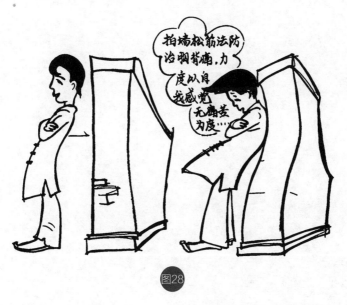

图28

（张琥、许鸿智、严旭培）